Junaid Khan
Pradeep Raghav
Shalu Jain

Efeito da postura da cabeça na má oclusão

Junaid Khan
Pradeep Raghav
Shalu Jain

Efeito da postura da cabeça na má oclusão

Curvas compensatórias do pescoço

ScienciaScripts

Imprint

Any brand names and product names mentioned in this book are subject to trademark, brand or patent protection and are trademarks or registered trademarks of their respective holders. The use of brand names, product names, common names, trade names, product descriptions etc. even without a particular marking in this work is in no way to be construed to mean that such names may be regarded as unrestricted in respect of trademark and brand protection legislation and could thus be used by anyone.

Cover image: www.ingimage.com

This book is a translation from the original published under ISBN 978-613-9-98790-0.

Publisher:
Sciencia Scripts
is a trademark of
Dodo Books Indian Ocean Ltd. and OmniScriptum S.R.L publishing group

120 High Road, East Finchley, London, N2 9ED, United Kingdom
Str. Armeneasca 28/1, office 1, Chisinau MD-2012, Republic of Moldova, Europe
Printed at: see last page
ISBN: 978-620-8-22739-5

Conteúdo

INTRODUÇÃO

A postura é a posição do corpo no espaço, sendo controlada por interações entre o sistema músculo-esquelético e as vias aferentes e eferentes do sistema nervoso central e cujo principal papel é manter o corpo num estado de equilíbrio músculo-esquelético, protegendo as estruturas de suporte do corpo contra lesões ou deformidades progressivas[1,2]

Nos seres humanos, três curvas fisiológicas equilibram a coluna vertebral: a lordose cervical e lombar, que é convexa para a frente, e a cifose dorsal, que é côncava para a frente. Estas curvas formam-se e estabilizam-se por volta dos 5-6 anos de vida, após a maturação proprioceptiva do pé. Estas três curvas mantêm o equilíbrio global, apoiam e oferecem resistência contra pressões longitudinais. As sete vértebras da coluna cervical formam a lordose cervical na concavidade posterior. O desenvolvimento completo da função postural ocorre por volta dos 11 anos de idade e mantém-se estável até aos 65 anos.[3,4]

O controlo da postura é um comportamento isométrico e motor, que representa um ponto de partida estável para a execução dos movimentos. A eficácia do sistema de controlo postural depende da disponibilidade e fiabilidade da informação proveniente do sistema vestibular e somatossensorial. Quando algum destes componentes é alterado de forma patológica, a oscilação do corpo geralmente aumenta e a atividade dos músculos posturais aumenta para manter o equilíbrio postural. [5]

Os músculos do pescoço desempenham um papel importante na manutenção do equilíbrio da cabeça e dos músculos do sistema estomatognático, que pode ser visto como um sistema coordenado, no qual uma intervenção a qualquer nível pode resultar em alterações neste complexo.[6]

Vários elementos do sistema estomatognático participam na regulação da postura ortostática. O sistema estomatognático é constituído pelos ossos maxilar e mandibular, que participam ativamente na manutenção da posição correta do crânio com os flexores e extensores do pescoço, os músculos acima e abaixo do hioide, os músculos da mastigação e a cintura escapular.[7]

Não há dúvida de que certas caraterísticas esqueléticas estomatognáticas são acompanhadas por mecanismos compensatórios de distritos vizinhos ao nível postural (ou seja, coluna cervical, cintura escapular). As principais causas que podem levar a uma função prejudicada na relação crânio-mandibular são: a inclinação dos ossos dentários, as interferências oclusais (ou seja, a má oclusão), as perturbações gerais e as perturbações músculo-esqueléticas. Os problemas oclusais (como a má oclusão) são considerados o principal fator de risco para a disfunção do sistema estomatognático.[8]

Estudos experimentais revelaram que grandes alterações crânio-cervicais estão relacionadas com o desenvolvimento esquelético da face. Num estudo foi referido que as crianças com obstrução das vias aéreas superiores tinham uma posição de sono com uma postura de cabeça extremamente estendida[9] . Vários outros estudos clínicos demonstraram que crianças com respiração nasal obstruída (rinite, alergias, asma, apneia do sono) apresentavam alterações caraterísticas na região maxilofacial, incluindo um aumento do ângulo crânio-cervical com crescimento facial vertical e rotação posterior da mandíbula. Assim, a postura é uma das razões para o desenvolvimento da má oclusão de classe II de Angles. A associação entre a má oclusão de classe II e a postura da cabeça para a frente, que é definida como uma inclinação cervical para a frente (LORDOSIS) combinada com um ângulo crânio-cervical alargado, evoca um alongamento passivo dos tecidos moles do pescoço e da região facial. O aumento da força influencia as estruturas esqueléticas e produz um desenvolvimento descendente da mandíbula, levando à ocorrência de má oclusão de classe II.[10]

Por outro lado, quando a cabeça está fletida em relação à coluna cervical, existe, em média, uma altura facial anterior mais curta, uma dimensão maxilar sagital maior e uma inclinação menos acentuada da mandíbula. Assim, uma maior incidência da posição superior do atlas em pacientes com má oclusão de Classe III revela uma postura da cabeça mais estendida dorsalmente e uma maior incidência de patologias esqueléticas na coluna cervical superior[11] . A partir de agora, Balter concluiu que a posição cifótica, ou seja, a inclinação para trás, é observada em pacientes de classe III [12]

A mordida cruzada unilateral e o apinhamento dentário dependem da postura crânio-cervical e podem ser observados tanto na má oclusão de classe II como na de classe III.[13]

Por isso, segundo Schupp & Zenial, deve existir uma abordagem interdisciplinar e uma cooperação com otorrinolaringologistas, ortopedistas e ortodontistas. Como consequência, a necessidade de uma terapia ortodôntica precoce é sublinhada em muitas publicações[14] . A correlação comprovada entre a oclusão e o desenvolvimento craniofacial também exige um tratamento precoce devido à elevada adaptabilidade dos maxilares e do corpo. [15]

DISCUSSÃO

O termo "postura" significa a posição do corpo no espaço e tem como objetivo manter o corpo em equilíbrio, durante os movimentos dinâmicos e a estase. Vários factores contribuem para a postura, incluindo factores neuro-fisiológicos, biomecânicos e psico-emotivos, ligados à evolução das espécies. A postura é uma posição automática e inconsciente e representa a reação do corpo à força da gravidade. É mantida através da contração dos músculos esqueléticos, coordenada por uma série de estímulos de natureza diversa e através do ajuste contínuo do tipo neuromuscular.[4]

O controlo da postura é um comportamento isométrico e motor, que representa um ponto de partida estável para a execução dos movimentos. A eficácia do sistema de controlo postural depende da disponibilidade e fiabilidade das informações provenientes do sistema vestibular e somatossensorial. Quando algum destes componentes é alterado de forma patológica, a oscilação do corpo geralmente aumenta e a atividade dos músculos posturais é aumentada para manter o equilíbrio postural [5]

Vários elementos do SS também participam na regulação da postura ortostática. O sistema estomatognático é constituído pelos ossos maxilar e mandibular, que participam ativamente na manutenção da posição correta do crânio com os flexores e extensores do pescoço, os músculos acima e abaixo do hioide, os músculos da mastigação e a cintura escapular. [6]

As principais causas que podem levar ao comprometimento da função na relação crânio-mandibular são: a inclinação dos ossos dentários, interferências oclusais (ou seja, má oclusão), distúrbios gerais e distúrbios músculo-esqueléticos relacionados com a esfera emocional. Os problemas oclusais (como a má oclusão) são considerados o principal fator de risco para a disfunção da SS.[34]

A má oclusão é uma disposição incorrecta dos dentes, que inclui também um fecho anormal dos maxilares e um problema de equilíbrio muscular no fecho da boca. Como consequência, a mandíbula pode assumir uma posição ligeira ou gravemente prejudicada quando os dentes entram em contacto. Uma má oclusão dentária pode ser responsável por alterações do alinhamento postural de todo o corpo, com alterações da coluna vertebral no plano frontal e sagital, o que, por sua vez, pode afetar até mesmo o nível da culatra, causando discrepância no comprimento dos membros[34] . O desequilíbrio disfuncional resultante pode, por sua vez, ser responsável por estados de dor aguda e crónica frequentemente causados pelo distúrbio da articulação temporomandibular na região cervical e lombar. A má oclusão também pode causar desequilíbrio dos músculos da mastigação, que por sua vez perturbam a cadeia cinemática fechada da estomatognática e alteram a postura, causando dor na região lombar. A existência de correlações entre as perturbações posturais e as perturbações da oclusão dentária é explicada com base nas relações funcionais e anatómicas entre o sistema mastigatório e os sistemas de regulação da postura corporal.[34.]

A postura pode ser considerada como o resultado de um grande número de reflexos integrados de motores dos sentidos, a diferentes níveis do sistema nervoso central, com um ajuste automático e extremamente preciso [35]. O controlo postural é regulado por um sistema complexo comparável a uma caixa negra, definida uma vez que as funções de entrada e saída são conhecidas, mesmo que não se conheçam com precisão os processos e as estruturas neuroanatómicas que determinam a entrada-saída. Este sistema é mais conhecido como Sistema Postural Tónico, e é um "sistema cibernético", composto por um sistema aferente (vias sensoriais) que transmite informação a um computador central (Sistema Nervoso Central-SNC) que (sistema muscular) é o responsável final pelo controlo postural através de uma via eferente efectora. [35]

Uma vez que a postura e o seu controlo necessitam de uma combinação de nervos e músculos, antes de continuarmos a falar, temos de conhecer a fisiopatologia da junção

neuromuscular

JUNÇÃO NEUROMUSCULAR

Uma junção neuromuscular é um sistema de controlo neurológico altamente refinado que regula e coordena as actividades de todo o sistema mastigatório. É constituída principalmente por nervos e músculos. [36]

CLASSIFICAÇÃO

O sistema neuromuscular é composto por uma parte neurológica e uma parte muscular que ajuda na integração e execução de actividades no sistema estomatognático

1 NEUROLÓGICO

2 MUSCULAR

1. NEUROLÓGICA A estrutura neurológica divide-se em três partes: neurónios, receptores sensoriais, tronco cerebral e cérebro. (Fig.1)

A) *NEURÓNIO*

é a unidade estrutural e funcional do sistema nervoso, que forma os nervos. O neurónio é composto por dendritos, corpo celular e axónio. Os corpos celulares fora do sistema nervoso central estão agrupados em gânglios e os axónios provenientes destes gânglios cruzam-se a níveis superiores do sistema nervoso central, formando neurónios de segunda e terceira ordem, que transmitem informações ao sistema nervoso central. As estruturas neurológicas ou os órgãos sensoriais localizados nos tecidos fornecem informações ao SNC, através de neurónios aferentes, sobre o estado desses tecidos . [36]

B) RECEPTORES

dividem-se em exteroceptores e interceptores. Os exteroceptores são receptores sensoriais como os corpúsculos de Ruffi, os corpúsculos de Meissner, terminações nervosas livres encontradas em tecidos periféricos como a pele e a mucosa oral. Estes receptores especializados ligam o SNC ao ambiente exterior através de nervos, onde estes mesmos nervos se transformam num tecido especializado na periferia para desempenhar diferentes funções. Os interoceptores são proprioceptores que fornecem informações sobre a posição e o movimento da mandíbula e das estruturas orais associadas, que se encontram em todas as estruturas músculo-esqueléticas.

As mensagens transmitidas por estes receptores sensoriais do ambiente externo são transportadas por neurónios de primeira ordem, também designados por via aferente, para a medula espinal através do gânglio da raiz dorsal, onde são transportadas para o cérebro por neurónios de segunda e terceira ordem para interpretação e avaliação.

Os neurónios aferentes da face e das estruturas orais não entram na medula espinal através dos nervos espinais, mas são transportados pelo quinto nervo craniano, onde os corpos celulares dos neurónios aferentes do trigémeo estão localizados no gânglio gasseriano. O impulso do nervo entra no tronco cerebral na região da ponte para fazer sinapse no núcleo espinal do trigémeo[36]

C) CÉREBRO

é o centro de vários núcleos do nervo trigémeo que estão envolvidos na manutenção da propriocepção, das funções sensoriais e motoras do sistema estomatognático e estão localizados na medula e na ponte O núcleo mesencefálico do nervo trigémeo controla a propriocepção dos músculos da mastigação, O núcleo do trato espinal do nervo trigémeo controla a dor e a temperatura até C2 Núcleo sensorial principal do nervo trigémeo Toque e pressão da pele e da membrana mucosa da região facial Núcleo motor Movimento da mandíbula pelos músculos da mastigação. As actividades reflexas motoras da face são iniciadas a partir desta área de forma semelhante às actividades reflexas espinais no resto do corpo[38]

2 MUSCULAR

A componente muscular da junção neuromuscular divide-se
em três partes: unidade motora, músculo e recetor sensorial
muscular. (Fig. 2)

A) Unidade motora

é o componente básico do sistema neuromuscular que
contém muitas fibras musculares inervadas por um neurónio
motor na placa terminal motora. Um sinal de despolarização
na placa motora faz com que a fibra muscular se encurte ou
contraia. Com base na relação entre a fibra muscular e o
neurónio motor, o controlo pode ser preciso, como no
músculo ciliar, ou grosseiro, como no músculo reto femoral
da perna. O músculo pterigóideo lateral inferior é resistente
à fadiga porque tem uma quantidade elevada de mioglobina
de tipo I e tem uma relação neurónio-motor de fibras
musculares baixa, pelo que é capaz de um ajuste fino do
comprimento necessário para se adaptar às alterações
horizontais da posição mandibular e também se ajusta a

vários aparelhos miofuncionais quando é dado em idade de crescimento. Pelo contrário, um músculo masseter tem um maior número de fibras motoras por neurónio motor, tendo assim uma função mais grosseira de fornecer a força necessária durante a mastigação .[36]

B) Músculo

O crânio é suportado em posição pela coluna cervical, mas não está localizado centralmente e cairá rapidamente para a frente e o seu equilíbrio torna-se mais difícil devido à mandíbula pendente. Para ultrapassar este desequilíbrio de peso e massa, os músculos que estão ligados à parte posterior do crânio com a coluna cervical e o ombro devem contrair-se para manter a cabeça na posição vertical. Se se contraírem em demasia, a linha de visão irá demasiado para cima. Para contrariar esta situação, os músculos antagonistas trabalham na região anterior da cabeça para a baixar. Assim, existe um equilíbrio de forças musculares que mantém a cabeça na posição desejada.

A unidade motora pode realizar apenas uma ação, ou seja, a contração ou o encurtamento, com base nos sinais de despolarização recebidos dos centros superiores, mas o músculo inteiro tem, no entanto, três funções potenciais.[36]

CONTRACÇÕES ISOTÓNICAS

Quando um grande número de unidades motoras no músculo é estimulado, ocorre a contração ou o encurtamento global do músculo, isto sob carga constante. Isto ocorre no masseter quando a mandíbula é elevada, forçando os dentes a passar por um bolo de comida.

CONTRACÇÕES ISOMÉTRICAS

Quando as unidades motoras se contraem em oposição a uma determinada força, a função resultante do músculo é manter ou estabilizar a mandíbula, ou seja, a contração sem encurtamento. Este fenómeno ocorre no masseter quando se segura um objeto entre os dentes (tubo ou lápis). As talas oclusais para problemas de ATM ou os protectores noturnos são também uma contração isométrica do masseter, o que desregula o músculo masseter.[36]

RELAXAMENTO CONTROLADO,

Quando a estimulação da unidade motora é interrompida, as fibras da unidade motora relaxam e voltam ao comprimento normal. Assim, controlando a diminuição da estimulação da unidade motora, pode ocorrer um alongamento muscular preciso, que permite um movimento suave e deliberado. Isto ocorre no músculo masseter quando a boca se abre para aceitar um novo bolo alimentar durante a mastigação .[36]

C) RECEPTOR SENSORIAL MUSCULAR

O sistema mastigatório utiliza quatro grandes receptores sensoriais {proprioceptores}, para monitorizar o estado das suas estruturas.

Os fusos musculares são órgãos receptores especializados que se encontram no tecido muscular.

Órgãos tendinosos de Golgi que estão localizados nos tendões.

Corpúsculos de Pacini, localizados nos tendões, articulações, periósteo, fáscia e tecido subcutâneo.

Nociceptores que se encontram geralmente em todos os tecidos do sistema mastigatório.

Os fusos musculares, também designados por sistema de controlo do comprimento, são aqueles em que um feixe de fibras musculares intrafusais está ligado por uma bainha de tecido conjuntivo. As fibras musculares intrafusais são minuciosamente contrácteis e monitorizam principalmente a tensão nos músculos esqueléticos. Dentro de cada fuso, os núcleos das fibras intrafusais estão dispostos em duas formas: em cadeia (tipo cadeia nuclear) e em aglomerado (tipo saco nuclear). Dois tipos de nervos aferentes alimentam as fibras intrafusais: as fibras maiores Ia [A-alfa] conduzem impulsos com um limiar baixo no centro e as fibras mais pequenas do grupo II [A-beta] terminam nos pólos. O estiramento do músculo é monitorizado nas regiões da cadeia nuclear e do saco nuclear, onde o neurónio aferente transporta os impulsos nervosos para o SNC. Estes fusos musculares originários do músculo da mastigação têm os seus corpos celulares no núcleo mesencefálico do trigémeo. As fibras intrafusais recebem inervação eferente, nomeadamente as fibras gama, que se originam no SNC. As fibras extrafusais recebem inervação eferente, nomeadamente as fibras alfa. Existem duas formas de ativação do fuso alongamento generalizado de todo o músculo [fibras extrafusais] e contração das fibras intrafusais através da eferente gama, que ajuda a manter a contração muscular. As fibras musculares extrafusais recebem neurónios motores alfa eferentes cujos corpos celulares se encontram no núcleo motor do trigémeo[36]

A zona superior da coluna cervical é muito importante do ponto de vista neurológico e muscular.

COLUNA CERVICAL SUPERIOR

O fuso muscular é muito especial na zona suboccipital, onde é feita a ligação entre a cabeça e o pescoço. A musculatura suboccipital na zona cervical tem uma população elevada de fusos musculares. Contém até 312 MS/g (a média é de 30 MS/g)[38] . Estes fusos musculares têm corpos celulares no núcleo mesencefálico do TGN, pelo que será feita uma integração do equilíbrio NM com o músculo da mastigação.

A coluna cervical não é um sistema unitário, mas divide-se em articulações craniovertebrais (occipital a C3) e coluna cervical inferior (C3 a C7) (Fig.3,4).

Os segmentos das articulações craniovertebrais compreendem a articulação atlanto-occipital (Oc-C1) e a articulação atlanto-axial (C1/C2). Além disso, C2/C3 devem ser considerados como uma parte adicional do sistema em termos neuroanatómicos, funcionais e clínicos, porque a neuroanatomia cervico-trigeminal converge para o núcleo espinal do trigémeo a partir das raízes espinais cervicais de c1-c3). Assim, a neuroanatomia cérvico-trigeminal é um órgão importante para a perceção da posição e do movimento do corpo, que compreende os nervos espinais, os neurónios aferentes da medula oblonga e os nervos cranianos - especialmente o nervo trigémeo e as convergências próximas do nervo facial, do nervo glossofaríngeo, do nervo vago, do nervo acessório (raízes de C1-C3) e do nervo hipoglosso[37] . A ligação do núcleo espinal do TN e da medula oblonga desempenha um papel importante na manutenção do equilíbrio da postura e do sistema estomatognático. Assim, em termos neurológicos e musculares, a área suboccipital da coluna cervical superior é o epítome da manutenção do equilíbrio entre a postura do pescoço e a má oclusão.[38]

Assim, quaisquer alterações na área suboccipital podem ter alterações significativas na curvatura da postura do pescoço e podem levar à má oclusão.

LORDOSE, CIFOSE E SUA ASSOCIAÇÃO COM A MÁ OCLUSÃO

Várias curvas do pescoço são responsáveis por diferentes tipos de más oclusões (Fig. 5, 6). Estas más oclusões tentam equilibrar o centro de gravidade do crânio, pelo que várias curvas cervicais e más oclusões são uma compensação para o equilíbrio e estabilidade da cabeça e do pescoço. Existem três curvas fisiológicas que equilibram a coluna vertebral: a lordose cervical e lombar, que são convexas para a frente, e a cifose dorsal, que é côncava para a frente. Estas curvas formam-se e estabilizam-se por volta dos 5-6 anos de vida, após a maturação proprioceptiva do pé. Estas três curvas mantêm o equilíbrio geral, apoiam e oferecem resistência contra pressões longitudinais. As sete vértebras da coluna cervical formam a lordose cervical em concavidade para trás . [39]

A HIPERLORDOSE E O SEU EFEITO NA AGLOMERAÇÃO E NAS PATOLOGIAS FUNCIONAIS

A literatura é consistente em relatar uma alta prevalência de achados ortopédicos patológicos em pacientes com necessidade de tratamento ortodôntico: 83% dos 420 pacientes com alias com achados ortopédicos patológicos examinados por Müller-Wachendorf foram encontrados com dentes e/ou maxilares mal posicionados[40] . Gresham & Smithells publicaram provas radiográficas da Classe II de Angle, síndroma da face longa e aumento da lordose da coluna cervical em crianças com uma má postura habitual da cabeça[41] . Um aumento da lordose da coluna cervical em pacientes com Classe II de Angle foi confirmado por Balters, que também observou uma tendência para uma posição cifótica em pacientes com Classe III de Angle. Assim, os achados de relação mandibular distal e hiperlordose também foram observados por diferentes autores[43,44,45,46]

O ângulo craniocervical foi significativamente associado aos diferentes tipos de más oclusões. (FIG 7)

A postura craniocervical e o desenvolvimento facial parecem ser desencadeados por um mecanismo: um grande ângulo craniocervical está correlacionado com uma tendência para a rotação posterior da mandíbula. Os doentes com um ângulo craniocervical pequeno têm uma altura facial inferior mais pequena. Um ângulo craniocervical > 113° é principalmente um desenvolvimento facial vertical, enquanto um ângulo < 79° é caraterístico de um padrão de crescimento facial horizontal e dirigido para a frente[47]

O ângulo craniocervical também está associado ao apinhamento anterior, à assimetria facial e às patologias dos tecidos moles, que estão associadas à postura do pescoço

O apinhamento anterior (apinhamento > 2 mm no segmento anterior) mostrou uma correlação estatisticamente significativa com a postura craniocervical. Os valores registados em crianças com apinhamento anterior foram, em média, 3-5° superiores aos registados em crianças sem apinhamento. O mecanismo de alongamento dos tecidos moles de Solow e Krieborg descreve o efeito da extensão do ângulo craniocervical sobre o desenvolvimento da face. De acordo com a hipótese[48] (Fig.8), uma extensão da postura crânio-cervical conduz a um alongamento passivo de uma camada de tecidos moles constituída por pele, músculo e fáscia que cobre a cabeça e o pescoço. O alongamento desta camada de tecido mole convexo cria uma força dirigida dorsalmente que impede a componente dirigida para a frente do crescimento normal da face, pelo que a mandíbula desce e recua. Um fator que poderia desencadear uma extensão da postura craniocervical surgiu da hipótese de obstrução das vias aéreas nasofaríngeas. Este facto foi confirmado pela demonstração de um aumento da postura craniocervical em crianças com patologias dos tecidos moles[50] . Os doentes com adenóides, amígdalas aumentadas com alergia nasal, bem como os doentes com apneia obstrutiva do sono, demonstraram uma inclinação reduzida dos incisivos superiores e o facto de a inclinação incisal aumentar após a adenoidectomia pode ser considerado uma prova indireta do efeito deste mecanismo.

Antes da adenoidectomia, estas crianças têm uma postura

craniocervical estendida e a inclinação reduzida dos

incisivos pode ser explicada pela pressão dorsal resultante

da camada de tecido mole[51] . Após a adenoidectomia, a

angulação craniocervical é reduzida. Isto reduzirá a pressão

dirigida dorsalmente da camada de tecido mole, permitindo

assim que o equilíbrio alterado entre as forças labiais e

linguais sobre os incisivos procline novamente os incisivos[52]

. Uma demonstração deste mecanismo foi dada num estudo

experimental de Hellsing et al, que mostrou que uma

extensão e flexão de 5 graus da cabeça resultava num

aumento e diminuição correspondentes da força exercida

pelos lábios nas superfícies faciais dos incisivos superiores

[49].

LORDOSE E O SEU EFEITO NA ASSIMETRIA FACIAL

A assimetria facial tem sido associada às duas patologias ortopédicas que são mais frequentemente investigadas numa base interdisciplinar: a escoliose e o torcicolo. (Fig. 9) Existe uma prevalência aumentada de 26-55% de mordida cruzada unilateral, que foi observada por ortodontistas em pacientes que sofriam de qualquer uma destas doenças, concluindo que a mordida cruzada diagnosticada na dentição é uma transmissão da assimetria do corpo[53] . Os achados intra-orais da escoliose fixa são dominados por um desvio acentuado da linha média da mandíbula, produzindo uma mordida cruzada. Um diagnóstico ortodôntico precoce em pacientes com suspeita de escoliose pode ajudar na deteção precoce de escoliose que não se manifestará até o surto de crescimento pré-púbere. Por essa razão, os ortopedistas são aconselhados a fazer com que os pacientes com escoliose > 10° sejam examinados por um ortodontista.

Assim, deve ser feito um exame ortodôntico de rotina em crianças com suspeita de torcicolo cervical [54]

A alta prevalência de achados ortodônticos em pacientes com deformidades da coluna cervical, relatada unanimemente na literatura, sugere interações entre as disciplinas de ortodontia e ortopedia .[55,56]

CONCLUSÃO E RESUMO

O sistema craniocervical é um componente integral da parte superior do corpo, composto basicamente pela cabeça, pescoço e cintura escapular. Do ponto de vista anatómico e funcional, o sistema estomatognático e a coluna cervical superior estão intimamente ligados. Juntamente com as complexas relações neuromusculares, este facto dá origem a um importante campo de cooperação entre a ortodontia e a ortopedia. Qualquer disfunção, distúrbio oclusal, anormalidade postural ou trauma do quarto superior pode provavelmente levar a um problema nos componentes adjacentes ou relacionados. Por esse motivo, deve ser efectuada uma avaliação da coluna cervical

A literatura apela a uma estreita cooperação interdisciplinar para os doentes com síndromes e para os doentes com lordose, cifose e escoliose. O primeiro passo deve ter como objetivo o desenvolvimento de uma cooperação mais estreita em investigações orientadas para o problema por ambas as disciplinas. Em pacientes com patologias ortopédicas subjacentes, como escoliose, lordose e cifose, a correção ortodôntica precoce da mordida cruzada observada na maioria dos casos deve ser vista como obrigatória. Essa intervenção precoce com aparelhos ortodônticos visa aliviar a assimetria facial induzida ortopedicamente e estabilizar a postura da cabeça. De acordo com a literatura, pacientes com má oclusão de Classe II, divisão 1, com sobressaliência aumentada e síndrome da face longa são mais propensos a achados ortopédicos. No entanto, com base numa etiologia multifatorial da má oclusão, outros factores, como o modo de respiração e a tonicidade muscular, desempenham um papel importante na patogénese. Qualquer abordagem de tratamento causal deve ter em conta todos os factores no planeamento do tratamento, especialmente em casos de disgnatia complexa.

REFERÊNCIAS

1 Carini F, Mazzola M, Fici C, Palmeri S, Messina M, Damiani P, Tomasello G. Postura e posturologia, perfis anatómicos e fisiológicos: visão geral e estado atual da arte. Ata Bio Medica. 2017;88(1):11.

2 Stoykov M, Peev S, Arnautska H, Grupcheva C, Stoeva M, Petrova D, Mihov K, Dobrilov S, Angelov I, Milkov M. Primeiros exames com a plataforma posturográfica recentemente instalada no centro médico e dentário da Universidade, Universidade Médica-Varna, Bulgária. Int J Otolaryngol. 2021;17(3):4-9.

3 Krause M, Lehmann A, Vettorazzi E, Amling M, Barvencik F. A espinometria sem radiação aumenta o poder preditivo da perda histórica de altura na avaliação clínica de fracturas vertebrais. J Osteoporos. 2014;25(2657);62.

4 Scoppa F, Capra R, Gallamini M, Shiffer R.: definições básicas - intervalo de aquisição - frequência de amostragem. Postura da marcha.ISPGR 2013;37(2):290-2.

5 Gori L, Firenzuoli F. Posturologia. Problemas metodológicos e provas científicas. Adv Med Sci 2005;96(2):89-91.

6 Scoppa F. Posturologia: o modelo neurofisiológico, o modelo biomecânico, J Psychosom Res 2002;9:3-13.

7 Linder-Aronson S. Adenóides. O seu efeito no modo de respiração e no fluxo de ar nasal e a sua relação com as caraterísticas do esqueleto facial e a dentição. Um estudo biométrico, rino-manométrico e cefalometro-radiográfico em crianças com e sem adenóides. Ata Otolaryngol. 1970; 265:1-32.

8 Gresham H, Smithells PA. Postura cervical e mandibular. Dent Rec.

1954; 74:261-4.

9 Hellsing E, Reigo T, McWilliam J, Spangfort E. Lordose cervical e lombar e cifose torácica em crianças de 8, 11 e 15 anos. Eur J Orthod 1987 ;9(2):129-38.

10 Pirttiniemi P, Kantomaa T, Lahtela P. Relação entre a assimetria craniofacial e o trajeto do côndilo em pacientes com mordida cruzada unilateral. Eur J Orthod 1990;12(4):408-13

11 Pirttiniemi P. Assimetrias funcionais normais e aumentadas na área craniofacial. Ata Odontol Scand 1998;56(6):342-5.

12 Pirttiniemi PM. Associações entre assimetrias mandibulares e faciais - uma revisão.

AJO DO. 1994;106(2):191-200.

13 Solow B, Siersb S. Cervical and craniocervical posture as predictors of craniofacial growth. AJO DO. 1992;101(5):449-58.

14 Meibodi SE, Parhiz H, Motamedi MH, Fetrati A, Meibodi EM, Meshkat A. Anomalias das vértebras cervicais em pacientes com má oclusão esquelética de classe III. J Craniovertebr Junction Spine. 2011;2(2):73.

15, Fetrati A, Meibodi SE, . Anomalias das vértebras cervicais em pacientes com má oclusão esquelética de classe II. . J Craniovertebr Junction Spine. 2012 ;9(88):96

16 Klein JC. Função respiratória nasal e crescimento craniofacial. J OTOLARYNGOL HEAD N . 1986 ;112(8):843-9.

17 Behlfelt K, Linder-Aronson S, Neander P. Postura da cabeça, do osso hioide e da língua em crianças com e sem amígdalas aumentadas. Eur J Orthod. 1990 ;12(4):458-6

18 Solow B, Siersbæk-Nielsen S, Greve E. Airway adequacy, head posture, and craniofacial morphology (Adequação das vias aéreas, postura da cabeça e morfologia craniofacial). AJO. 1984 ;86(3):214-23.

19 Hirschfield, Linder-Aronson S, Neander P. Postura da cabeça, do osso hioide e da língua em crianças com e sem amígdalas aumentadas. Eur J Orthod.1990 ;12(4):458-6

20 Mertensmeier I, Diedrich P. A relação entre a posição da coluna cervical e as anomalias dentárias. J Orthod 1992;53:26-32.

21 Rocabado M, Johnston Jr BE, Blakney MG. Fisioterapia e medicina dentária: Uma visão geral: Uma perspetiva.CRANIO 1982;1(1):46-9.

22 Trajković M, Lazić E, Nedeljković N, Stamenković Z, Glišić B. A relação entre desproporções verticais do sistema craniofacial e a morfologia das estruturas cervicais em indivíduos com crescimento completo. J Med. 2016;144(1-2):15-22.

23 Solow B, Siersb S. Cervical and craniocervical posture as predictors of craniofacial growth. AJO DO. 1992;101(5):449-58.

24 Sandikçioğlu M, Skov S, Solow B. A morfologia do atlas em relação à morfologia craniofacial e à postura da cabeça. Eur J Orthod 1994 ;16(2):96-103

25 Nobili A, Adversi R. Relação entre a postura e a oclusão: uma investigação clínica e experimental. CRANIO®. 1996;14(4):274-85.

26 Solow B, Sonnesen L. Postura da cabeça e más oclusões.The Eur J Orthod. 1998;20(6):685-93

27 Solow B, Sandham A. Postura cranio-cervical: um fator no desenvolvimento e função das estruturas dento-faciais. O Eur J Orthod. 2002;24(5):447-56.

28. Lippold C, Danesh G, Schilgen M, Drerup B, Hackenberg L. Sagittal jaw position in relation to body posture in adult humans-a rasterstereographic study. BMC Musculoskelet Disord. 2006 ;7(1):1-5.

29 Korbmacher H, Eggers-Stroeder G, Koch L, Kahl-Nieke B. Correlações entre anomalias da dentição e doenças do aparelho postural e de movimento - uma revisão da literatura. J Orofac Orthop 2004;65(3):190-203.

30 Cuccia AM, Carola C. A medição da postura craniocervical: Um método simples para avaliar a posição da cabeça. INT J PEDIATR OTORHIN. 2009;73(12):1732-6.

31 Fetrati A, Meibodi EM, Meshkat A. Anomalias das vértebras cervicais em pacientes com má oclusão esquelética. . J Craniovertebr Junction Spine. 2011;2(2):99.

32 Ohnmeiß M, Kinzinger G, Wesselbaum J, Korbmacher-Steiner HM. Efeitos terapêuticos dos aparelhos ortodônticos funcionais na postura da coluna cervical: um estudo cefalométrico retrospetivo. Head Face Ned 2014;10(1):1-9.

33 Peng H, Liu W, Yang L, Zhong W, Yin Y, Gao X, Song J. Does head and cervical posture correlate to malocclusion? Uma revisão sistemática e meta-análise. PLOS ONE. 2022 ;17(10):276156.

34. Baldini A. Tratamento clínico e instrumental de um paciente com disfunção do sistema estomatognático: relato de caso. ANNALI DI STOMATOLOGIA. 2010;1(2):2-5.

35 Carini F, Mazzola M, Fici C, Palmeri S, Messina M, Damiani P, Tomasello G. Postura e posturologia, perfis anatómicos e fisiológicos: visão geral e estado atual da arte. Biomed Ata 2017;88(1):11.

36 Textbook of Managemen of temporomandibular disorders and occlusion , autor Jefferey P.Okeson

37 Hölzl M, Behrmann R, Biesinger E, von Heymann W, Hülse R, Sintomas otorrinolaringológicos selecionados em perturbações funcionais da coluna cervical superior e das articulações temporomandibulares.J HNO. 2019;67(1):1-9.

38 Voss H. Tabulação do número absoluto e relativo de fusos musculares na musculatura esquelética humana. Anatr Anz. 1971;129(5):562-72.

39 Egoyan A, Moistsrapishvili K. Equilibrium and stability of the upright human body (Equilíbrio e estabilidade do corpo humano ereto). Gen Sci Q. 2013.

40 Müller-Wachendorff R. Estudos sobre a frequência da ocorrência de anomalias nos dentes em ligação com deformações esqueléticas,

com especial atenção para a escoliose. PROG ORTHOD. 1961; 22:399-408.

41 Gresham H, Smithells PA Postura cervical e mandibular. Dent Rec.1954 74:261-4.

42 Balters W. A coluna vertebral do ponto de vista do dentista. J Dent. 1964; 9:408-12.

43 Bahnemann F. Sobre a síndrome da respiração bucal e a sua importância em medicina dentária, J Oral Maxillofac Surg. 1981;32:337-43.

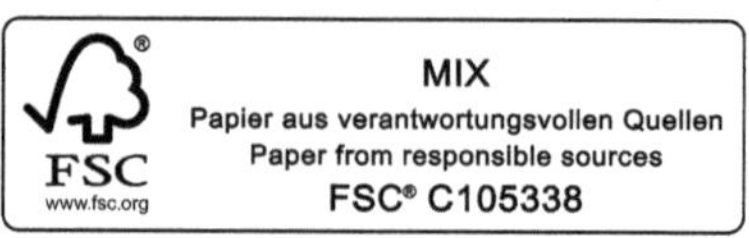

Printed by Books on Demand GmbH, Norderstedt / Germany